RAPPORT

FAIT

A L'ACADÉMIE ROYALE

DES SCIENCES,

PAR

MM. le Chevalier Chaussier

et le Baron Percy,

SUR

LE NOUVEAU MOYEN

DU DOCTEUR CIVIALE,

POUR DÉTRUIRE LA PIERRE DANS LA VESSIE

SANS L'OPÉRATION DE LA TAILLE.

PARIS,

IMPRIMERIE DE COSSON, RUE GARANCIÈRE, N° 5.

1824.

Te 97/124

RAPPORT

FAIT

A L'ACADÉMIE ROYALE

DES SCIENCES,

PAR

MM. le Chevalier Chaussier
et le Baron Percy.

SUR

LE NOUVEAU MOYEN

DU DOCTEUR CIVIALE.

POUR DÉTRUIRE LA PIERRE DANS LA VESSIE

SANS L'OPÉRATION DE LA TAILLE.

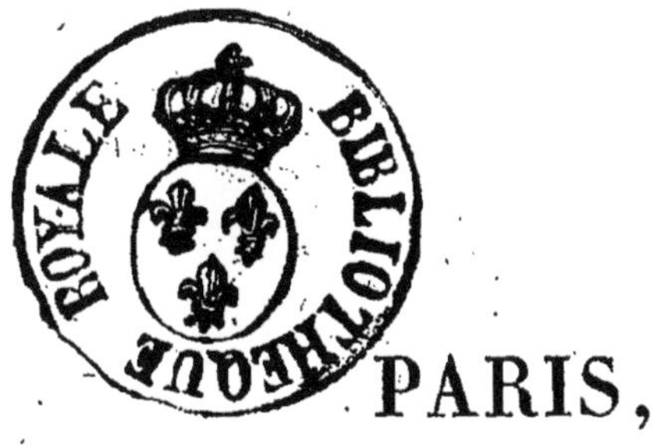

PARIS,

IMPRIMERIE DE COSSON, RUE GARANCIÈRE, N° 5.

1824.

INSTITUT
DE FRANCE.

ACADÉMIE ROYALE
DES SCIENCES.

Le secrétaire perpétuel de l'Académie pour les sciences naturelles certifie que ce qui suit est extrait du procès-verbal de la séance du lundi 22 mars 1824.

L'Académie nous a chargés, M. Chaussier et moi, de lui faire un rapport sur le mémoire que M. Civiale, Docteur de la faculté de médecine de Paris, a soumis à son jugement dans la séance du 14 janvier dernier, et qui a pour titre *Nouveau moyen de détruire la pierre dans la vessie sans l'opération de la taille*.

De tout temps on a cherché à se délivrer de la pierre, sans le triste secours d'une opération qui, dès son origine, extrêmement ancienne, fut l'effroi des malades, comme de nos jours elle en est encore la terreur, quoique la chirurgie moderne l'ait portée au plus haut degré de perfection.

Le vieillard de Cos regrettait vivement de n'avoir pu affranchir l'humanité de la nécessité de cette opération, qu'il avait bien raison alors d'appeler cruelle et meurtrière, et contre laquelle il avait conçu des préventions telles, qu'il faisait jurer à ses disciples de ne jamais y recourir eux-mêmes et d'en abandonner, à son exemple, la pratique, plus lucrative qu'honorable, aux opérateurs ambulans qui en faisaient leur état.

Hippocrate regardant à tort comme mortelles les plaies de la vessie, on devine facilement les motifs d'une répugnance qui n'était d'ailleurs que trop justifiée par les manœuvres souvent funestes de ceux qu'il laissait libres de colporter de toutes parts leur grossière industrie.

Parmi ces opérateurs *circonforains* se trouva un certain *Ammon* d'Alexandrie, qui, n'ayant pu, en plusieurs occurrences, extraire la pierre à cause de la trop petite voie qu'on lui ouvrait, en ce temps, au col de la vessie, osa la morceler avec une espèce de ciseau de statuaire, ce qui le fit appeler *lithotomos*, briseur de pierres, nom que portèrent après lui tous ceux qui se mêlèrent de l'opération, que plus improprement sans doute on appela la taille.

Les Egyptiens effrayés ne voulurent ni d'Ammon, ni de ses pareils. Long-temps ils s'en tinrent à l'usage abondant de leur eau sainte du Nil; mais enfin, ayant appris à leurs dépens que cette eau était impuissante contre la pierre, ils se confièrent à une classe nouvelle de guerrisseurs dont les procédés, non sanglans, n'avaient rien d'effrayant ni de douloureux.

Ces procédés consistaient à introduire dans l'urètre un chalumeau d'ivoire ou de bois, plus ou moins gros et long, dont ils bouchaient et débouchaient l'orifice à volonté, et par lequel ils insufflaient graduellement de l'air dans la vessie, d'où, après avoir, par l'anus, poussé le calcul vers le col de ce viscère, ils forçaient cet air à s'échapper brusquement, soit en comprimant, soit même en percutant l'hypogastre; et une fois que le calcul était engagé à l'entrée, ou dans le trajet du canal (qu'ils avaient élargi par la même insufflation), ils l'attiraient au-dehors, le plus ordinairement par une forte succion, et quelquefois à l'aide de quelques instrumens, ou d'une manipulation appropriée.

Voilà ce qui se faisait encore, du temps de Prosper Alpin, qui rapporte avoir vu un Arabe nommé Haly, guérir ainsi le commandant turc Horam-Bey, et peu de temps après deux Israélites, au plus jeune desquels il retira, avec la plus grande facilité, huit pierres qui ne laissaient pas d'avoir un certain volume.

Roveretti, médecin envoyé en Égypte par la république de Venise, avait été témoin d'une opération semblable faite à un chrétien Cophte, par un autre Arabe qui était de Sidon; mais cette fois la pierre était si grosse que l'opérateur ne put en avoir qu'un peu plus de la moitié, et qu'il fut obligé de remettre à un autre jour pour avoir le reste, ce dont il vint très-bien à bout.

On trouve, dans Berovicius et dans notre Tollet, un récit curieux des même faits; et ce dernier, d'accord avec Roveretti, pense que des gens de l'art entreprenans et adroits pourraient tirer un très-grand parti de cette singulière façon d'extraire la pierre, dont nos savans et célèbres membres de l'institut d'Égypte, et en particulier MM. les barons Desgenettes et Larrey, ont encore rencontré l'usage parmi les médecins et les habitans de cette antique contrée.

Long-temps Rome ne connut aucune sorte d'opération. Le choux de Caton devait être son unique médecine; et quand Archagatus y parla d'*inciser* des calculeux, on le bannit bien vite de la cité et du territoire. Mais dans la suite les Iâtres Grecs eurent bientôt inondé l'une et l'autre; et chacun d'eux, à l'envi, vanta et vendit chèrement ses tisanes, ses pillules et ses opiats lithontriptiques, n'osant proposer autre chose pour la guérison de la pierre que tous prétendaient fondre dans la vessie, et qu'aucun n'y fondit jamais.

Toutefois, parmi ces empyriques s'élevèrent de véritables lithotomistes, qui habituèrent peu à peu les Romains à entendre parler d'opération, et qui firent celle de la pierre à la manière d'Ammon, d'Evelpiste, de Gorgias, de Mégès, et telle que l'a décrite, d'après ces anciens Hellènes, Celse, qui ne se doutait guère qu'elle dût un jour porter son nom.

En France, où pendant douze siècles les clercs exercèrent presque exclusivement l'art de guérir, quand on avait le malheur d'être affecté de la pierre, il fallait souffrir et mourir, les médecins ecclésiastiques n'ayant à prescrire que des remèdes sans vertus, et ne pouvant ni ne devant faire aucune opération, celle de la taille moins encore que toute autre, parce que, outre que le sang y coulait, ils la regardaient comme *vile*, *immonde* et *indécente*. Aussi tout retentissait des gémissemens des infortunés calculeux à qui on ne laissait que l'épouvantable perspective de périr épuisés par des souffrances sans fin et par des médicamens sans effet, quoiqu'on appelât pompeusement ceux-ci des saxifrages divins, ou des lithontriptiques infaillibles.

Quelques-uns de ces chirurgiens, en petit nombre, et de robe longue, autrement universitaires, que les médecins de l'époque n'avaient pu déshonorer, ni asservir, touchés de l'inefficacité et de la vanité de ces remèdes trompeurs, obtinrent de Louis XI la permission de faire, sur un franc-archer de Bagnolet, condamné pour vols au supplice de la corde, et tourmenté, dès sa jeunesse, de la pierre, un essai, d'où dépendait, disaient-ils, la destinée d'une foule de gens de bien, en proie à la même maladie. Cet essai, à ce qu'on prétend, réussit, et le coupable obtint à la fois sa grâce et sa guérison ; mais on n'a jamais bien su le genre d'opération auquel il fut soumis. Monstrelet et Mézerai en ont parlé si diversement, que l'art ni l'humanité n'ont rien gagné à une tentative hardie et louable sans doute, mais qui, pour prospérer, aurait eu besoin de plus de lumières et de plus d'expérience qu'on n'en avait alors.

Quelques compilateurs, tels que Guillaume de Salicet, Gui de Chauliac, stériles échos d'écrivains aussi peu versés qu'eux dans la pratique des opérations, avaient bien indiqué le manuel de celle de la taille, tel que les arabistes le leur avaient transmis; mais on aimait mieux s'en tenir, comme eux, au facile conseil de remèdes toujours infructueux et toujours usités; de sorte que les Français n'eurent réellement de lithotomistes que vers 1525, année mémorable, où un seigneur opulent, ayant la pierre, dont il ne trouvait personne à Paris pour le délivrer, fit venir à grands frais d'Italie un opérateur appelé Octavien de *Villa*, qui lui rendit ce service important, et tailla, par la même occasion et avec un égal succès, deux magistrats qui, comme lui, avaient long-temps langui faute de lithotomistes.

Notre Italien, élève de Marianus Sanctus, qui l'avait été lui-même de Jean des Romains, auteur de la meilleure méthode qu'on eût en ce temps, s'étant, dans le cours de son voyage, arrêté à Traisnel, en Champagne, Laurent Collot, qui exerçait la chirurgie dans cette petite ville, s'empressa de le recevoir chez lui, et le traita avec une distinction toute particulière. Octavien, touché de tant de soins, et voulant récompenser une hospitalité si généreuse, révéla le secret de ses procédés à Collot, dans la famille de qui il resta héréditaire jusqu'à la fin du 17e siècle, sans avoir été pratiqué par d'autres que par les fils ou les gendres, et sans qu'Ambroise Paré, le confident et l'ami de Laurent, eût osé faire cette opération, lui qui en faisait tant d'autres non moins plus difficiles.

Cependant, au seul nom de Collot, les pauvres calculeux frémissaient et imploraient avec instance les moyens d'échapper à ses ferremens. Les remèdes jusque-là en vogue ne purent plus les satisfaire ; on en inventa de nouveaux, parmi lesquels le jus d'ognon prévalut quelque temps, et ne leur inspira, non plus, qu'une fausse sécurité, quoiqu'on lui eût vu dissoudre à la longue quelques pierres hors de la vessie.

Bientôt on célébra, dans toute l'Europe, les propriétés dites incomparables de l'*uva ursi*, auxquelles nulle pierre ne devait résister. Les livres de médecine, les journaux, les gazettes, ne parlèrent plus que d'observations concernant ce prétendu spécifique, que de guérisons dues à son usage.

Les eaux minérales eurent aussi leur tour, et Spa, Seltz, Contrexeville, etc., ne désemplirent pas de buveurs qui, ayant cru trop facilement y laisser leur pierre, se désolaient d'être réduits à la remporter chez eux. Au milieu de ces fausses espérances et de toutes ces déceptions, les successeurs de Collot ne manquaient pas d'occupation ; mais leurs succès étaient plus rares et plus difficiles, à raison du temps perdu par les malades en vains tâtonnemens : temps durant lequel la pierre s'était accrue, la vessie affectée et le tempérament détérioré.

Deux fois, dans le même siècle, les calculeux se crurent certains d'éviter l'opération. On se souvient du beau rêve que leur fit faire une Miss anglaise appelée *Stephens*, comparable, sous plus d'un rapport, à cette demoiselle française qui naguères avait promis de convertir en nectar et en ambroisie nos vins de la plus mauvaise qualité. Aucun calcul ne devait méconnaître la puissance des remèdes Stephens. Ils eurent pour apologistes les premiers médecins de France et d'Angleterre, et ils en trouvèrent jusque parmi les lithotomistes les plus accrédités; ce qui fit l'éloge de leur cœur et non de leur raison. Avec quel plaisir, avec quelle confiance on buvait le merveilleux dissolvant, qui n'était, comme on sait, qu'une eau de chaux préparée! Au moindre flocon, à la moindre mucosité un peu concrète que charriait l'urine, on criait au miracle; c'était la pierre qui se fondait, c'étaient ses débris qui s'en allaient; et tel fut l'incroyable engouement des gens du monde, et même de quelques hommes de l'art, que les instrumens consacrés à la lithotomie furent proclamés désormais inutiles et mis en interdit; qu'on leur fit dérisoirement leur procès, et que par une sentence, moitié comique, moitié sérieuse, il leur fut enjoint de se cacher pour toujours.

Après avoir ri, on pleura; et les calculeux ne furent pas long-temps à s'apercevoir qu'ils n'avaient eu qu'un songe. Une désespérante expérience fit taire les imprudens louangeurs. Les instrumens furent tristement réhabilités, et les malades, trompés dans leur attente, n'épargnèrent ni à la Stephens ni à ses aveugles partisans les sarcasmes et les malédictions.

L'opération qu'un ermite charitable avait, par instinct ou par imitation, changée et améliorée, fit des progrès non moins essentiels entre les mains d'un autre moine doué de plus d'industrie et de sagacité; et pendant les cinquante ans qui séparèrent ces respectables réformateurs, l'élite des chirurgiens français, anglais et hollandais, s'appliqua sans relâche à tracer, à éprouver de nouveaux procédés, pour rendre plus sûres et plus parfaites les méthodes que tantôt le hasard et tantôt le génie venaient de découvrir.

Ce fut pendant cet espace de temps que brillèrent les Ledran, les Morand, les Lecat, les Cheselden, les Louis et tant d'autres dont on aime à répéter les noms; mais le zèle, le talent et les efforts de ces hommes si recommandables ne purent dépouiller l'opération qu'ils avaient si habilement perfectionnée, des douleurs ni du formidable appareil que redoutaient tous les calculeux qui s'en croyaient menacés.

Aussi, pour les y dérober, que n'a-t-on pas imaginé, que n'a-t-on pas expérimenté? Hallés, savant physicien anglais, peu content de ses propres essais, et rejetant tous ceux qui avaient eu lieu avant lui, présuma qu'une longue immersion du calcul dans de l'eau mêlée d'urine, devait encore être le meilleur des dissolvans, et il inventa un moyen tout simple d'en faire passer, dans la vessie, un tonneau dans vingt-quatre heures, sans danger ni grande fatigue pour le malade; ce qui, tant par le choc continuel de la colonne aqueuse contre la pierre, que par la macération prolongée de celle-ci, devait l'user, l'amollir, la décomposer peu à peu. Ce moyen, c'était une soude formée de deux canaux adossés, par l'un desquels on pouvait faire entrer le liquide dans la vessie, tandis qu'après l'avoir parcourue, il devait sortir par l'autre; idée très-ingénieuse qui, bien abusivement, était restée dans l'oubli, et qu'un de nos jeunes et savans confrères a renouvelée il y a peu de temps, ayant sans doute eu le bonheur de la concevoir à son tour, sans le secours ni du livre d'Hallés, ni de l'ouvrage de notre honorable collègue Deschamps, où elle se trouve également consignée.

Il est fâcheux qu'on n'ait encore fait qu'effleurer, parmi nous, l'épreuve de la soude hallésienne, tandis que chez nos voisins elle a déjà été suivie avec une persévérance qu'on dit même avoir été portée jusqu'au ridicule. On raconte qu'à Vienne des calculeux, ayant cette soude dans la vessie, ont été exposés, les jambes en l'air, pendant des jours de pluie, à la chute de gouttières arrangées pour fournir sans interruption une colonne d'eau qui, tombant de haut, devait produire une puissante collision sur la pierre, et la décaper sensiblement. C'est tout ce que nous avons appris de cette singulière manœuvre; encore est-il très-possible qu'on nous ait trompés. Mais il n'en est pas moins vrai que, renfermée dans les bornes d'une sage réserve, elle mérite toute l'attention des hommes de l'art, et qu'elle doit surtout fixer celle des chimistes, qui trouveront peut-être un jour une liqueur plus active que l'eau simple, aussi inoffensive qu'elle pour la vessie, et qui, portée sans cesse et abondamment dans ce viscère, finira par y mettre réellement la pierre en état de dissolution.

Ce vœu et ce présage appartiennent à tous les bons cœurs. Ils reposaient au fond de celui de notre bon et savant Fourcroy et d'un collègue non moins sensible, non moins éclairé, qui nous écoute en ce moment, et qui gémit en secret de n'avoir pu encore faire à ses frères souffrans et malheureux le présent que sa science leur promettait, et qu'ils attendaient du dévouement le plus sincère et le plus généreux.

On ne se rappelle pas sans un plaisir mêlé de reconnaissance et de regrets avec quelle ferveur ces chimistes, si justement célèbres, travaillèrent à la découverte de réactifs capables de mettre en fusion, dans la vessie même et sans en blesser les parois, les différens calculs dont ils avaient si bien réussi à distinguer la nature et à analyser les élémens. Rien n'égala ni leurs transports, lorsqu'ils publièrent leurs premiers aperçus, ni l'excès de leur joie, quand ils se crurent tout près du but qu'ils s'étaient proposé. L'un d'eux, celui qui était le plus susceptible de s'enthousiasmer, nous déclara aussi que bientôt on n'aurait plus besoin de nos instrumens lithotomiques, et que si nous voulions les garder, ce ne devait être que pour les montrer à nos élèves, comme de purs objets de curiosité. La pieuse exaltation de Fourcroy n'aboutit qu'à faire sentir encore plus vivement la déplorable nécessité des instrumens qu'il avait prématurément proscrits; et les calculeux, si prompts à s'abuser, furent encore réduits à chercher leur salut dans l'opération dont il leur avait été si doux de se croire exempts.

Il en avait été de même quelques années auparavant, lorsque le docteur Manduyt de la Varenne, cédant à l'illusion d'un homme de bien, se pressa tant d'annoncer à la Société royale de médecine, qu'au moyen de l'électricité dirigée avec prudence jusque dans la vessie, on viendrait à bout d'y mettre la pierre en fusion, ou de la faire tomber en poussière : ce que personne, pas même l'auteur du projet, n'osa jamais tenter.

MM. Prevost et Dumas auraient-ils été plus heureux avec la pile galvanique, et en introduisant dans la vessie deux conducteurs écartés l'un de l'autre et faisant office de pôles, pour déployer sur la pierre, en contact avec eux, la même action que le fluide exerce sur cette concrétion (si elle ne contient que très-peu ou point d'acide urique) quand elle est, ainsi que les fils, plongée dans un vase rempli d'eau? Quel bonheur pour les calculeux, si ces deux estimables physiciens pouvaient un jour accomplir une si belle théorie, et réaliser de si grandes espérances! Mais combien de difficultés ils auront à vraincre, à combien de méditations ultérieures, de tentatives, d'essais de toutes sortes, ils devront encore se livrer avant d'obtenir un succès dont ils se montrent si dignes, mais qui peut-être leur paraîtra bientôt encore plus impossible qu'à nous malgré l'assurance du contraire donnée par le docteur Gruithuisen, Bavarois, qui, ayant devancé de dix ans dans les mêmes expériences nos chimistes genevois, annonça publiquement alors qu'avec 600 disques on devait réussir.

On a dit qu'un moine de Citeaux, affecté d'une pierre, dont Hoïn père, habile chirurgien de Dijon, avait été sur le point de l'opérer, avait imaginé d'introduire dans la vessie une sonde creuse et flexible dans laquelle il faisait glisser une longue tige d'acier, droite, de forme ronde, et terminée inférieurement par un petit bizeau qu'il poussait jusqu'au calcul; qu'alors avec un marteau d'acier il frappait à petits coups secs et brusques sur le bout extérieur de la tige, ce qui ne manquait guère de détacher quelques parcelles, quelques éclats, que les urines entraînaient au-dehors, et dont il avait, en moins d'un an, rempli une petite boîte qu'il montrait volontiers aux curieux.

Si ce fait était bien prouvé, nous pourrions y trouver la première pensée du procédé sans comparaison plus rationnel et plus méthodique dont nous avons à rendre compte à l'Académie.

Un autre fait, assez analogue, mais plus récent

et plus connu, c'est celui que le docteur Scott de Bombay a publié, il y a quelques années, dans le journal dit de l'Institution royale; dont le professeur Monrô d'Edimbourg n'oublie pas de citer, dans ses leçons, les principales circonstances, et qu'on a pu lire il y a quelques années, dans la Bibliothèque britannique rédigée par M. Pictet. Il s'agit d'un colonel anglais, nommé Martin, employé dans l'Inde, et résidant alors à Leschnow, lequel, ayant la pierre, dont il souffrait presque sans relâche, s'avisa de l'expédient suivant : il construisit un gros stylet d'acier, courbé en forme de mandrin, sur la convexité duquel il avait pratiqué une lime bien trempée et qu'il faisait parvenir, à la faveur d'une sonde creuse élastique, dans la vessie, où, à force de le faire passer et repasser sur la pierre, il avait fini par l'user et la réduire en poudre; c'est du moins ce qu'on a dit dans les papiers publics, et ce qu'on a assuré à M. Monrô, en la possession de qui se trouve actuellement l'instrument même de M. Martin, dont il existe un dessin à la suite de l'histoire chimique des calculs par M. Marcet; ouvrage anglais que vient de traduire dans notre langue M. Riffaut.

On ne pourrait nier, si ce second fait était plus clairement exposé, et que la date en fût mieux constatée, qu'il n'eût été propre à donner l'éveil à M. Civiale, et à le mettre sur la voie de la frangibilité possible de la pierre gissant dans la vessie, par des moyens mécaniques bien combinés; mais dans la position où était ce médecin, il n'avait besoin que de lui-même et de ses propres inspirations, pour faire sa découverte. Depuis quelque temps, il était préoccupé de l'idée de dissoudre la pierre au moyen d'une poche inaltérable, susceptible d'être portée dans la vessie pour s'y déployer et reployer à volonté, et dans laquelle le calcul attiré et enfermé, serait attaqué par des agens chimiques qu'on y injecterait : espèce de chimère qu'avaient poursuivie, avant qu'il y songeât lui-même, plusieurs jeunes médecins qui, n'ayant pas eu plus de succès, ne sont pas arrivés, comme lui, à un résultat bien autrement positif et intéressant. Pour choisir l'agent chimique propre à attaquer la pierre, il fallait d'abord s'assurer de la nature de celle-ci, il fallait s'en procurer des échantillons; et comment y parvenir sans faire agir sur elle un corps dur, un instrument capable de l'érailler, de la perforer et d'en amener au-dehors quelques portions, pour les analyser et déterminer en conséquence le réactif convenable? Or, c'est au milieu de ces rêveries que le projet d'écraser la pierre, de la broyer, de la détruire mécaniquement, au lieu de tenter de la décomposer par des agens chimiques, dut se présenter à l'esprit de notre docteur, pour s'en emparer entièrement. Dans cette supposition, il n'avait plus qu'à inventer les moyens mécaniques propre à effectuer ce projet, sans comparaison plus rationnel et plus praticable que l'autre. Mais avant tout, il fallait mûrir et coordonner des idées qu'il croyait être toutes de lui, tandis que des vues, sinon identiques, du moins analogues, étaient consignées, depuis 1813, dans une gazette médicale allemande de Saltzbourg, dont il devait ignorer jusqu'à l'existence.

C'est là, qu'à son grand étonnement, il a vu que l'initiative de son système lithontripteur appartenait au même docteur qui avait aussi devancé d'onze ans, nos intéressans expérimentateurs MM. Prevost et Dumas; et il lui a suffi de jeter les yeux sur les dessins et l'explication des instrumens, quoique informes et purement imaginaires de M. Gruithuisen, pour ne prendre rang qu'après lui, quoiqu'il eût aussi de son côté tout découvert, et sans rien emprunter à autrui. Mais si M. Civiale se contente modestement de la seconde place, relativement à l'époque du plan vague, incohérent, et pourtant ingénieux, du Docteur bavarois, nous croyons qu'il mérite la première pour la manière heureuse, et on peut dire savante, dont il a établi, développé et mis en œuvre un projet à peine ébauché dans une gazette étrangère; resté inculte et oublié dans le pays qui le vit naître; tout entier en théorie et en spéculation, et n'ayant jamais eu le moindre commencement d'exécution, ni dans ses instrumens, ni dans son emploi.

Quoi qu'il en soit, en 1818, au mois de juillet, M. Civiale présenta au ministre de l'intérieur la demande d'avances pécuniaires pour faire construire des instrumens de son invention qu'il disait propres à détruire la pierre dans la vessie, sans recourir à l'opération de la taille. Cette demande fut renvoyée quelques jours après, sous le n° 20,[illegible], à la société de la faculté de médecine, avec un mémoire explicatif de plusieurs dessins relatifs 1° à la théorie de la poche dont nous venons de parler, et 2° à l'appareil instrumental que l'auteur nommait déjà alors lithontripteur. Le 14 du même mois, la société donna à M. Civiale les deux mêmes commissaires que l'Académie lui a donnés en dernier lieu; mais, cette fois, ils ne firent pas de rapport, et les choses en restèrent là.

Cependant cet appareil lithontripteur fut exécuté l'année suivante par un mécanicien de Paris, avec les modifications et les perfectionnemens dont il jouit aujourd'hui; de sorte qu'on peut faire remonter à quatre ou cinq ans la méthode qui nous occupe, quoiqu'elle n'ait été bien connue, et qu'elle n'ait eu toute sa consistance, que depuis un peu plus de trois années.

Le premier pas à faire, et peut-être n'y en avait-il pas de plus difficile, c'était de faire pénétrer une sonde droite dans l'urètre et dans la vessie. On avait bien vu Desault et M. Deschamps, sonder avec une algalie demi-courbe. Lassône, en décrivant anatomiquement l'urètre, avait bien fait entendre que ce canal tortueux, mais flexible, et partout extensible, excepté à son orifice extérieur, pouvait se prêter à toutes les directions et même devenir tout-à-fait rectiligne, sous une sonde ayant cette forme. On avait bien trouvé, dans l'officine d'un chirurgien de Portici, de longues sondes d'airain, toute droites, qui ne devaient avoir servi qu'au cathétérisme; il faut ajouter que le médecin de Bavière avait cru aussi à la possibilité et même à la facilité d'introduire, dans l'urètre et dans la vessie, le tube d'argent de quatorze pouces de long, et ayant quatre lignes de diamètre, par lequel il propose de commencer son opération; mais personne n'avait encore fait usage de cet instrument parmi nous; à moins que le docteur Amussat, qui aspire ouvertement à la priorité sur ce point, et dont on connaît le beau travail sur l'urètre, n'eût employé avant 1818 de semblables sondes; ce qu'il ne nous appartient pas plus d'approfondir, qu'il ne nous conviendrait de décider entre M. Civiale, à qui on attribue la découverte tout entière, et son confrère M. James Leroy, qui en revendique une grande partie. Nous aimons mieux croire que ces médecins estimables, contemporains et condisciples, ont pu avoir, sans s'être fait de confidence, la même pensée; comme il est clair que M. Civiale s'est rencontré avec le docteur de la gazette de Saltzbourg sans jamais avoir entendu parler ni de lui ni de cette gazette; et qu'étant partis l'un après l'autre du même point, et en suivant la même route, c'est M. Civiale qui a dû arriver le premier.

C'était donc par la sonde droite qu'il fallait commencer, et notre docteur eut bientôt acquis l'habitude de la manier avec autant d'aisance et de prestesse, que la sonde courbe ordinaire.

Il n'y avait pas d'autre moyen de porter les autres instrumens jusqu'à la pierre, ni de leur imprimer les mouvemens nécessaires. Mais quels seront ces autres instrumens? Il en faut d'abord un qui s'empare du calcul, qui le saisisse dans sa totalité, et ne le laisse plus échapper qu'au gré de l'opérateur.

Nous ne pouvons pas dire, par rapport à cet instrument, qu'il soit véritablement de l'invention de M. Civiale, puisqu'on en trouve le modèle parmi les tireballes décrits et gravés dans Barthélemy Maggi et André de la Croix; qu'on le rencontre de même dans le livre de Franco qui l'a appelé son quadruple vésical; et que M. Deschamps l'a fait représenter dans l'une des planches de son ouvrage; mais enfin s'il ne l'a pas tout-à-fait imaginé, comme il ne lui eût pas été très-difficile de le faire, on peut dire que c'est lui qui a su l'appliquer le plus à propos. C'est encore une sonde, mais une sonde d'acier, pouvant entrer dans la première, droite et creuse comme elle, et portant trois branches très-élastiques, courbes, restant rapprochées et invisibles tant qu'elles sont enfoncées dans la sonde principale, qui leur sert de gaine, et quand on les pousse au-dehors, s'épanouissant par l'effet de leur ressort, et formant comme une cage, comme une bourse d'acier où l'on parvient plus ou moins vite à faire entrer la pierre, sur laquelle on la ferme aussitôt, en retirant la sonde à soi, c'est-à-dire en arrière, autant que le volume du corps étranger, ou le sens dans lequel il a été chargé, peuvent le permettre.

Dans la seconde sonde, ou plutôt dans le cylindre formant la pince, est un long stylet d'acier, qui y entre et peut y tourner librement, et qui se termine, du côté de la vessie, et entre les serres de la pince, par une lime en fraise, ou par une petite scie circulaire, un trépan pyramidal, un simple carlet, selon la circonstance, la grosseur et la nature présumée de la pierre. Celle-ci étant bien fixée, on pousse contre elle le stylet mobile, et au moyen d'une poulie dont il est pourvu à son extrémité extérieure, d'un tour d'horloger sur lequel on le monte, et d'un long archet à corde de boyau, on le fait tourner comme quand on veut percer un trou dans une plaque de métal. A peine la machine est en activé, qu'on entend le bruit sourd, ou sonore du broiement, ou du brisement qui s'opère sur le calcul, selon la moilesse ou la dureté dont il jouit, et le patient ne manifeste que très-peu ou point de douleur.

A mesure que le travail avance, on fait marcher dans la même proportion le stylet contre la pierre, en suspendant un moment l'action de l'archet, que l'on reprend bientôt, pour comminuer de plus en plus la concrétion ennemie, et hâter, si l'opérateur ou le malade ne sont pas trop fatigués, l'œuvre de sa destruction, laquelle, ne devant s'achever qu'à deux ou trois reprises, est ajournée à des termes plus ou moins rapprochés. Une miction spontanée à ou une injection d'eau tiède dans la vessie, termine ordinairement la séance, et fait rejeter par l'urêtre, qu'a dilaté la grosse sonde, de éclats, des fragmens plus ou moins nombreux et considérables, ou du sédiment bourbeux qui se précipite bientôt et qu'on peut recueillir aisément.

Dans le principe M. Civiale employait, au lieu de l'archet, une manivelle qu'*il* est assez disposé à reprendre, d'abord parce qu'il la trouve plus simple et au moins aussi commode, et en second lieu, parce que l'idée de l'une est de lui, tandis que celle de l'autre passe pour lui être étrangère.

Nous omettons à dessein un foule de détails descriptifs et de minutieuses précautions, qui, bien que concourant à l'ensemble de l'opération, ne pourraient être saisis à une simple lecture. Mais il nous importe de dire, et il faut qu'on sache que nous avons assisté aux diverses épreuves, presque publiques, que M. Civiale a faites de sa méthode, tant sur le cadavre, que sur des individus vivans, et que nous nous sommes intuitivement assurés de l'exactitude de tout ce qu'il nous avait annoncé d'avance.

Ainsi des pierres véritables ayant été introduites par une incision, dans la vessie de plusieurs cadavres, y ont été saisies et incarcérées dans la pince, presque sans difficulté; et une fois prises et bien arrêtées, le lithontripteur les a mises en pièces, ou pulvérisées presque sans désemparer.

C'est dans le cours de ces épreuves que nous avons pu remarquer que durant la térébration, la vessie est à labri de toute lésion de la part de l'instrument, et nous convaincre du peu de fondement des craintes que nous avions conçues à cet égard dans l'opération sur le vivant.

Combien dans celle-ci, nous avons dû redoubler d'attention et de vigilance, pour en bien observer toutes les circonstances, en apprécier tous les procédés, en peser également les avantages et les inconvéniens, afin d'être en état de fixer le degré de confiance qu'on pourrait lui accorder, et de prononcer avec connaissance de cause, et avec la plus rigoureuse impartialité, sur le rang qu'elle méritait d'occuper parmi les inventions essentiellement utiles.

PREMIÈRE OBSERVATION.

Le 13 janvier dernier, nous nous rendîmes au domicile de M. Civiale, où étaient déjà arrivés plusieurs médecins et chirurgiens d'une réputation honorable, tels que MM. Larrey, Giraudy, Nauche, Sue, Sédillot et autres, et nous y trouvâmes le sieur Gentil, âgé de trente-deux ans, ayant depuis près de quatre, une pierre assez grosse et dure, de l'existence de laquelle nous nous assurâmes par une exploration décisive; et qui, plein de courage et de résolution, attendait le commencement d'une épreuve, dont il espérait bien sortir sain et sauf, et de laquelle il avait mûrement calculé les chances, avant de s'y soumettre, et de lui donner la préférence sur l'opération ordinaire.

S'étant placé lui-même sur un petit lit, et la pierre ayant été de nouveau reconnue, M. Civiale fit pénétrer jusqu'à elle, et presque du premier coup, la grosse sonde droite, portant dans son intérieur la pince et le lithontripteur. Le méat urinaire n'offrit aucune résistance au passage de cette sonde préalablement enduite de cérat, et la pierre fut chargée d'emblée. Alors on procéda à la trituration. Chaque coup d'archet fit entendre à tous les assistans un bruit ou craquement qui annonçait à-la-fois la dureté d'une pierre murale ou d'oxalate de chaux, et la vivacité de son morcellement. Trois fois l'opérateur reprit haleine, et donna relâche au patient, qui éprouvait plus de gêne que de douleurs réelles. Au bout de quarante minutes, le sieur Gentil descendit seul du lit, rendit avec un peu d'urine l'eau qu'on lui avait injectée dans la vessie, et fut bien content de rejeter en même temps des débris nombreux de sa pierre, qu'on jugea devoir être diminuée d'un tiers dans cette première séance.

Il y en eut une seconde le 24 du même mois, et nous eûmes la satisfaction d'y voir, outre les témoins de la précédente, M. Magendie, notre savant collègue, et MM. Serres et Aumont, dont les noms sont si avantageusement connus. Le brisement de la pierre fut continué sans aucune circonstance digne de remarque.

Le 3 février suivant, la délivrance de Gentil fut complète; il sortit de la vessie lavée et détergée, une quantité plus considérable que jamais de fragmens et de *détritus* pulvérulens, qui, recueillis les uns et les autres, ont donné la mesure approximative de la pierre.

Quelques bains de siége, quelques injections,

et l'usage d'une boisson douce et détersive ont été les seuls auxiliaires d'une opération pour chaque reprise de laquelle le sieur Gentil venait à pied chez M. Civiale, et qui, de ce jeune homme depuis si long-temps triste et souffreteux, a fait le mortel le plus gai et le plus heureux.

Nous l'avons revu plusieurs fois; nous l'avons sondé sans rien trouver; et tout annonce une cure parfaitement radicale; sauf toutefois les chances d'une récidive éventuelle dont la lithotomie elle-même ne préserve pas, et contre laquelle on peut d'autant moins établir une garantie positive, que, dans l'opération Civiale, la pierre étant très-divisée, il est plus facile d'en laisser un fragment dans la vessie, où il deviendrait bientôt un autre calcul.

DEUXIÈME OBSERVATION.

Le nommé Laurent, de Reims, ayant été adressé par le docteur Simons, médecin de cette ville, à M. Civiale, et s'étant logé rue Chaussée-du-Ménil-Montant n° 59, pour être opéré d'une pierre dont le noyau devait être un haricot blanc, selon une déclaration du malade qu'il serait indiscret et superflu de faire connaître ici, nous nous transportâmes le 4 février de cette année chez le calculeux, où M. le docteur Souberbielle, lithotomiste très-exercé et très-répandu, nous accompagna, conduit plutôt encore par le désir de voir prospérer la méthode nouvelle, que par la curiosité qu'elle devait naturellement lui inspirer. Quelques jours d'avance M. Civiale avait mis dans l'urètre une sonde flexible, d'abord du numéro 9, et graduellement d'un calibre plus fort, afin d'élargir ce canal et d'en rendre l'accès plus facile à la grosse sonde du brise-pierre. Celle-ci fut introduite sans obstacle, après la certitude itérativement acquise de l'existence du calcul que nous jugeâmes être peu compacte et de la grosseur d'un marron. Alors l'archet fut mis en jeu, et le corps étranger ne tarda pas à être entamé, mais sans qu'on pût entendre autre chose qu'un bruit sourd et parfois très-obscur. La vessie étant très-irritable et très-contractile, on abrégea la manœuvre, et on n'y revint que le 7, après qu'on eut fait usage de quelques sangsues, et qu'on eut multiplié les injections émollientes. Dans cet intervalle, il était sorti plusieurs petits morceaux friables de la pierre, et beaucoup de sédiment salino-terreux. Le résultat de cette seconde opération fut l'éjection de quelques portions du calcul divisé, et de deux ou trois petites masses d'une matière animale visqueuse, qui, pressée entre les doigts, laissait sentir des granulations légères et faiblement agglutinées.

Dans une troisième réunion qui eut lieu le 10, la pince ayant saisi quelque chose qui parut peu solide et peu volumineux, il se trouva que c'était le haricot générateur de la pierre, lequel était dépouillé de son incrustation et portait un germe saillant assez gros et frais comme en pleine germination.

Quelques jours après nous nous assemblâmes pour la dernière fois avec MM. Souberbielle Nauche, Delattre, etc., pour mettre fin à notre entreprise. La grosse sonde à trois branches ne ramena que de faibles fractions avec lesquelles se trouva pèle mèle une sorte de membrane que nous prîmes d'abord pour un ecoque vuide d'hydatides, et que nous reconnûmes ensuite être la pellicule du haricot. Le docteur Souberbielle ayant parcouru, en tous sens, la vessie, avec une algalie ordinaire, annonça qu'il existait encore un fragment, mais cribleux, leger et suceptible d'une extraction facile. En effet ce dernier fragment s'étant avancé de lui-même au-delà du col de la vessie, il fut aisé à M. Civiale de l'en retirer à l'aide d'une longue pince, dite de Hunter, et qu'on pourrait tout aussi bien appeler de Hallés qui en a parlé le premier.

Laurent, entièrement débarrassé de sa pierre et ivre de joie et de bonheur, partit au bout de peu de jours pour Reims, d'où il doit de temps en temps nous faire donner de ses nouvelles par le docteur Simons.

TROISIÈME OBSERVATION.

M. P. de Paris vient tout récemment de nous fournir une troisième observation, qui ne sera pas moins concluante que les deux premières. Ce jeune homme s'étant lui-même préparé à l'opération, soit en prenant quelques bains de siége, soit en se dilatant le canal urétral avec des bougies d'un calibre gradué, il y fut soumis pour la première fois le deux du mois courant, en notre présence et sous les yeux de M. Souberbielle et de plusieurs de ses confrères. La pierre de la grosseur d'un œuf de pigeon, ou à peu près, mais n'ayant qu'une dureté médiocre, fut saisie et attaquée avec un plein succès. Le 5 on ne réussit pas à la trouver, et cette seconde séance fut nulle. M. Civiale ayant reconnu la nécessité d'employer un lithontripteur plus fort que celui qui avait servi trois jours auparavant, pratiqua une légère moucheture à l'orifice de l'urètre; il ouvrit par ce moyen un libre accès à l'instrument, qui dès-lors agit en toute liberté et fit beaucoup d'effet.

Le 18 eut lieu le troisième acte, auquel se trouvèrent M. le Docteur Canin, ex-chirurgien principal des armées, M. le Docteur Puzin, chirurgien-major des gardes-du-corps de Monsieur, frère du Roi, et plus de douze autres témoins également éclairés et honorables.

Ce jour, introduire le lithontripteur, trouver et charger le calcul, quoique bien diminué, en ruginer, en moudre une grande partie, fut l'affaire de quelques momens. De petites agglomérations de graviers et beaucoup de sable très-fin, comparable à la terre des couteliers, furent rejetés avec les urines et les injections. On retira de la vessie avec la longue pince de Hallés trois ou quatre petits paquets d'un mucus, enveloppant quelques grains calculeux. La cure fut regardée comme prochaine; on convint néanmoins que dans quelques jours M. P. serait de nouveau examiné et sondé; et que, dans le cas où l'on rencontrerait quelques débris de la pierre échappés aux dernières recherches, on l'en délivrerait par le moyen des injections, ou s'il le fallait par l'emploi de la pince dont il était loin de s'effrayer.

Cette troisième opération va être suivie de plusieurs autres qui sont arrêtées d'avance; et incessamment un personnage d'un nom et d'un mérite éminens s'y soumettra pour une pierre qui, depuis long-temps, fait le tourment et le malheur de sa vie.

Nous eussions bien désiré rencontrer une femme ayant un calcul, pour pouvoir la traiter et la guérir par la nouvelle méthode; ce qui doit être bien plus facile encore chez les femmes que chez les hommes, à raison de la structure toute différente des organes; structure qui donne de plus aux personnes du sexe l'avantage d'être infiniment moins sujettes à la pierre dont elles peuvent de bonne heure rejeter les premiers élémens.

Mais de quelque bon augure que soient les faits que nous venons de rapporter, il ne faut pas croire que les choses puissent toujours se passer aussi bien. On va voir qu'outre qu'il y aurait de la témérité à compter sur des succès constans et imperturbables, il est des cas dans lesquels l'appareil lithontripteur ne peut ni être appliqué, ni remplir l'objet de son application. Qu'une pierre, par exemple, ait des dimensions extraordinaires et sans proportion avec le développement de la pince destinée à la saisir, on sent que dans cette circonstance, qui, heureusement ne se voit que de loin en loin, il faudrait renoncer à la méthode lithontriptique et appeler à son secours la taille hypogastrique. Cette méthode ne sera pas moins impuissante à l'égard des pierres adhérentes, enkistées, châtonnées, lesquelles, par bonheur encore, sont aussi très-rares, et à cause de leur fixité, de leur immobilité, font beaucoup moins souffrir, et sont plus long-temps supportables que les calculs libres et errans, les seuls qu'on puisse charger et étreindre avec les instrumens de M. Civiale.

Des pierres ayant pour noyau, une grosse aiguille métallique, un cure-dent, un cure-oreille d'or, d'ivoire, d'os, de baleine; un poinçon d'acier, un bout de tuyau de pipe en corne ou en fer; une balle de plomb, ou un petit éclat de bombe, ou d'obus, comme on en trouve des observations dans les mémoires de l'Académie royale de chirurgie, comme nous en avons vu et déposé dans les cabinets de la faculté de médecine de Paris, et comme, avant nous, les Collot, Moinicken, Covillard, Mareschal, J. L. Petit, Morand, Désault, etc., en avaient trouvé dans quelques-unes de leurs opérations. De pareilles pierres assurément ne seraient pas destructibles par notre mécanique, quoique, pour tout dire, elles pussent, à sa faveur, perdre de leur volume, de leur pesanteur, et devenir un peu moins douloureuses, ce qui ne les mettrait pas encore hors du domaine de la taille.

Par le procédé Civiale, on parviendrait, sans doute, à user et à briser un noyau de prune autour duquel se serait formée une concrétion calculeuse, et telle qu'on en a vu deux ou trois fois. A plus forte raison viendrait-on à bout d'un épi de blé, de seigle, ou de gramen commun, ou d'un morceau d'alumette de sapin, ou d'un fragment de bougie, ou d'un gros pois, d'une fève, etc., comme les lithotomistes en ont trouvé au centre de plusieurs pierres. Quant aux haricots, nous m'avons fait à leur égard nos preuves d'une manière irrécusable. Mais il est des vessies si sensibles, si rétrécies, si recornies, enfin tellement affectées qu'on aurait bien de la peine à y faire agir les instrumens lithontripteurs, et qu'il serait peut-être imprudent de les y porter, quoiqu'on sache très-bien que, l'état pathologique de la vessie ne dépendant souvent que de la présence de la pierre, quand elle est murale surtout, il suffit d'ôter ou de détruire ce corps étranger, pour que le viscère se rétablisse même assez promptement.

Les enfans, à moins qu'ils ne soient en très-bas âge, ne nous paraissent pas devoir être absolument exclus de l'opération Civiale. On objectera peut-être la petitesse de leur pénis; mais, outre que cette supposition est un peu gratuite puisque les attrectations, les allongemens forcés que la douleur à l'extrémité de l'urètre les habitue à exercer sur cette partie, en accroissent singulièrement et prématurément la mesure et le volume ; ne peut-on pas faire construire des instrumens assortis à cette classe si intéressante de calculeux, comme on a fait dans l'autre méthode, à la quelle nous ne sommes pas sûrs que, malgré cette précaution, il ne fallût en renvoyer plusieurs.

D'après ce qui précède, et voulant tenir un juste milieu entre l'enthousiasme qui exagère tout, et la prévention contraire qui cherche à tout rabaisser, nous estimons que la méthode nouvelle proposée par M. le docteur Civiale, pour détruire la pierre dans la vessie, sans le secours de l'opération de la taille, est également glorieuse pour la chirurgie française, honorable pour son auteur, et consolante pour l'humanité; que nonobstant l'insuffisance dont elle peut être dans quelques cas, et la difficulté de l'appliquer dans quelques autres, elle ne peut manquer de faire époque dans l'art de guérir qui la regardera comme une de ses ressources les plus ingénieuses et les plus salutaires; enfin, que M. Civiale, qui a bien mérité de sa noble profession et de ses semblables, a aussi acquis des droits à l'estime et à la bienveillance de l'Académie, dans le sein de laquelle la philanthropie a son culte, comme les sciences y ont leur autel.

Signé, CHAUSSIER; PERCY, rapporteur.

L'académie approuve le rapport et en adopte les conclusions.

CERTIFIÉ CONFORME :

Le Secrétaire perpétuel, Conseiller-d'État, Commandeur de l'Ordre Royal de la Légion-d'Honneur,

Baron CUVIER.

Nonobstant les personnes mentionnées dans le Rapport, ont encore assisté à mes opérations :

MM. Chaussier, fils.
Dimbarre.
Duval.
Gillet.
Manec.
Moncourier.

MM. Montmahon.
Moulins.
Nauche, neveu.
Pouget.
Sellier.
Et autres.

J. C.

www.ingramcontent.com/pod-product-compliance
Ingram Content Group UK Ltd.
Pitfield, Milton Keynes, MK11 3LW, UK
UKHW020411220726
13923UKWH00004B/1881